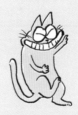

朱新娜

— 著 × 艾禹 — 绘

只能小声聊的 **爆笑人类生活史**

别想给我打针

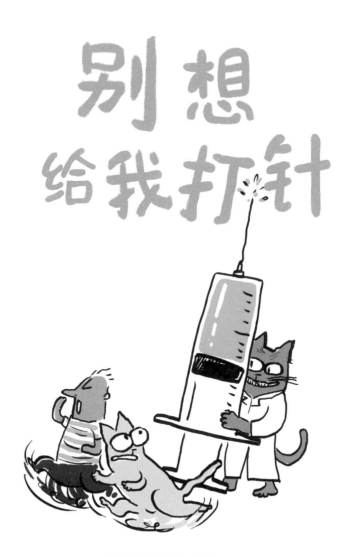

天津出版传媒集团

新蕾出版社

图书在版编目(CIP)数据

别想给我打针 / 朱新娜著 ; 艾禹绘 . -- 天津 : 新蕾出版社 , 2022.3

（爆笑人类生活史）

ISBN 978-7-5307-7166-2

Ⅰ.①别… Ⅱ.①朱… ②艾… Ⅲ.①医学－儿童读物 Ⅳ.① R-49

中国版本图书馆 CIP 数据核字 (2021) 第 179703 号

书　　名：别想给我打针　BIE XIANG GEI WO DAZHEN
出版发行：天津出版传媒集团
　　　　　新蕾出版社
http://www.newbuds.com.cn
地　　址：天津市和平区西康路35号（300051）
出 版 人：马玉秀
电　　话：总编办（022）23332422
　　　　　发行部（022）23332679　23332362
传　　真：（022）23332422
经　　销：全国新华书店
印　　刷：天津新华印务有限公司
开　　本：787mm×1092mm　1/24
字　　数：42千字
印　　张：5
版　　次：2022年3月第1版　2022年3月第1次印刷
定　　价：25.00元

科学的事，
咱可以大声聊

史 军

在大人的世界里，有很多聊天儿的禁忌。比如说：不能谈论疾病和死亡等不吉利的事情，不能谈论屎尿这样不卫生的事情，不能谈论打嗝儿放屁这些让人尴尬的事情。大人认为，谈论这些事情一点儿都不文明，一点儿都不礼貌，会让聊天儿的气氛冷到冰点。

人类的祖先可没少干让人尴尬的不礼貌的事情。

英国女王曾经以黑乎乎的蛀牙为美，那是在炫耀吃糖多的优越感；古罗马人在如厕之后，用一块海绵来擦屁屁，而且这块海绵是公用的；理发师会把盛放病人血液的小碗摆在窗口，作为招揽生意的广告……"爆笑人类生活史"系列桥梁书就是让大家在愉快阅读的同时，重新认识各种尴尬的人类生活趣事。

这每一件在今天看来都很傻的事，在当年都是充满智慧的行为。

在人类胎儿发育的过程中，不同生长阶段分别展现了鱼类、两栖动物、爬行动物的特征，这种现象叫生物重演律。其实，人类行为的后天塑造过程何尝不是如此。每个人在成长过程中都要学习不同的礼仪和规范，直到逐渐成为遵守规则的社会人。

生活中，很多行为都是被强制学习的，比如吃饭不能吧嗒嘴，一定要刷牙漱口，勤剪指甲勤洗澡……一点儿都不友好。

误会、恐惧和烦恼，大多来自对事情真相的误读和曲解。

来翻翻"爆笑人类生活史"。

了解历史，是为了展望未来。

了解他人，是为了理解自己。

了解个性，是为了让彼此更好地相处。

不要觉得尴尬，不要觉得难为情，让我们在阅读中完成自己的成长，也带爸爸妈妈一起回忆逐渐模糊的童年趣事。

科学的事，本来就很自然；科学的事，本来就很可爱。敞开心扉，打开思维，咱们可以大声聊！

目录

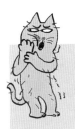

被恐惧"支配"

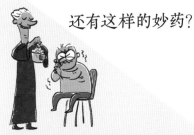

还有这样的妙药?

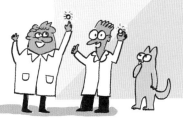

交给科学家吧!

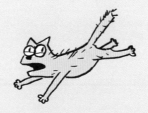

被恐惧"支配"

发烧了? 走, 找理发师放点儿血!

"嗡嗡嗡……嗡嗡嗡……"

理发师的电推剪又开始在头上"作怪"。一听到这个声音, 你是不是就感觉头皮发麻, 脖子发痒, 浑身不自在?

烦人的理发店可能是世界上最可怕的地方了!

这里简直是"痛苦的集散中心", 不仅剪头发, 还拔牙、放血……

等等, 什么什么?

小朋友, 你可千万别觉得奇怪, 不妨观察一下家门

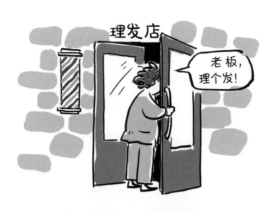

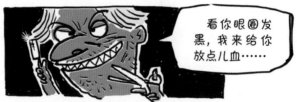

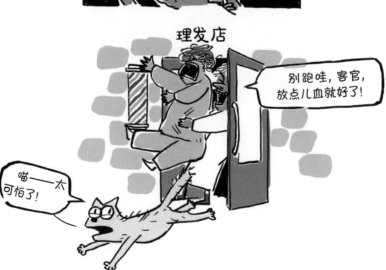

口的理发店, 是不是有一个一直旋转的红蓝白三色灯柱?

为什么理发店门口会有一个这么奇怪的灯柱呢? 原来, 灯柱的三种颜色可是很有渊源的哟!

据说灯柱中的红色代表动脉, 蓝色代表静脉, 而白色则代表绷带。在很久很久以前, 世界上还没有专门的外科医生, 很多人得了小病, 就找理发师帮忙处理一下, 那时的理发师可是相当全能。他们可以处理脓肿、给骨折的病人接骨、从头发上取虱子、拔掉被虫子蛀烂的牙齿, 还有, 就是放血……

前几个技能, 你可能都理解, 但是, 放血是怎么回事呢?

原来, 古代医学理论认为: 血液是食物的产物。一个人吃进肚子里的东西，会进入胃部开始消化，然后由肝脏加工变成血液。那么，一个人如果太贪吃，就会产生过多的血液，导致各种后果，比如发烧、头痛，甚至脑卒中（通称"中风"）。

于是，"放血疗法"就成了应对各种症状的最常见方法，无论你是普通的喉咙发炎，还是得了严重的传染病，人们认为没什么病是放血不能治的。

一开始，放血是由教堂的教士操作的，因为他们经常负责照顾病人，而那时候，由于理发师有锋利的工具，也会给教士提供一些帮助。1163 年，罗马教皇亚历山大三世宣布，禁止教士进行这种"手术"。而由医生来放血又有点儿大材小用了，于是，理发师就接过了这个"光荣的接力棒"。

在中世纪的伦敦，有的理发师把从顾客身体里放出的血盛在碗里，放在理发店窗口招揽生意，生意好的理发店窗口能摆满血碗。

有了这个令人惊悚的广告，路人的回头率几乎能达到 100%。但是，毕竟血摆放时间长了是会变臭的，而且也太过吓人。于是，伦敦通过了一项法律，禁止理发师把血碗放在窗口，如果有人胆敢违抗，执法人员就会拿起血碗从理发店的窗户扔进去！

可是，理发师要问了：那给顾客放出来的血要倒在哪儿啊？执法人员的回答颇为荒诞：污血应当直接倒入泰晤士河！

好吧！也只能这样了。

但是，没了血碗这个"超级广告"，怎么让人知道

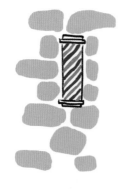

理发店提供放血服务呢？于是，理发师又想到了一个聪明的办法：在理发店门口立一根杆子，拴上给顾客止血用过的绷带。沾着鲜血的绷带在风中飘动，回头率估计也低不了！

时间到了1540年，外科医生出现了。为了区分服务类别，政府规定：理发店用蓝色和白色的杆子，而外科医生的诊所用红色和白色的杆子。但很多理发店的招牌还是红蓝白三色。今天，大街小巷林立着各种发廊，店门口立的灯柱普遍就是这三种颜色。

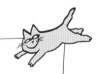

小·贴士：

　　"放血疗法"不仅没什么用，还害了很多人的命。查理二世、拜伦爵士……历史上很多名人都死于放血，美国开国总统乔治·华盛顿也是因为放血过多而去世的。1799年12月14日，医生在8小时内给华盛顿放了4次血，有2 000多毫升，相当于身体里一半的血液。当天晚上，华盛顿就去世了，而实际上，他只是得了重感冒。

人可以打鸡血吗?

午睡时间到了,可是,你一点儿也不困,根本睡不着呀! 客厅里的新玩具、冰箱里的好吃的, 还有电视里的动画片,可都在等着你呢……哪有心情睡觉哇!

每当这个时候, 妈妈总会说上一句: "这孩子, 打了鸡血了!"

可是,什么叫"打鸡血"?

"打鸡血"是指一个人的精力特别充沛, 有使不完的劲儿。在科技比较落后的年代, 人们为了治病还真的去打鸡血呢! 而且呀, 不只打鸡血, 还打狗血, 打牛血……

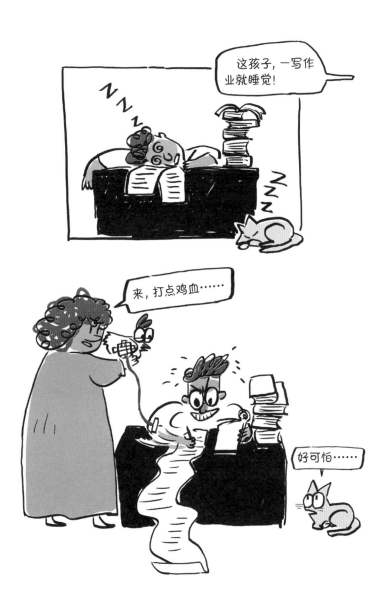

被恐惧"支配"

天哪! 这究竟是怎么回事呢?

300 多年前, 在牛津大学的礼堂里, 正在进行一场惊心动魄的医学表演, 一名叫理查德·洛厄的医生站在舞台中央, 示意助手把一条狗牵上来。

当这条狗卧在舞台中央的时候, 台下所有人的目光都集中在它的身上。洛厄用一把小刀切开了狗的静脉, 血液不断地流出来……就在这条狗奄奄一息的时候, 洛厄从另一条大狗的静脉取血并输血给它。当血管缝合之后, 奇迹发生了: 生命垂危的狗竟然爬了起来, 它跑向主人, 就像什么也没发生过一样。

台下响起一片掌声, 所有人都被这一幕惊呆了! 在洛厄生活的年代, 医疗水平还不高, 输血可以挽救一条狗的生命, 简直不可思议!

没过多久，又有人做了更疯狂的实验。法国国王路易十六的内科医生丹尼斯把小牛的血、羊羔的血输到了人的身上。一个15岁的小男孩得了一种奇怪的病，那时没什么好的医治办法，医生就给他放血治疗。结果，小男孩的病加重了，他变得蔫蔫的、不爱说话、反应迟钝，还嗜睡……医生说，这个小男孩可能会变成一个傻子。就在这种情况下，丹尼斯接手了小男孩的治疗，他给小男孩注射了一大瓶羊羔血，没想到，小男孩不仅恢复了神志，还变得活泼了！

那时候，输血并不是为了补充身体流失的血液，而是为了让病人获得能量或改变一个人的性情，甚至治疗精神病。所以，医生有时候会给病人输温驯动物的血，比如小牛、小羊的血，他们认为输了羊羔血的人会变得像羊羔一样温驯。

在治好了小男孩之后，丹尼斯备受鼓舞，他又给一个狂躁的病人输了大量小牛血，尽管这个病人不再狂躁了，但是，病人却开始胳膊疼、背痛，然后抽搐、出汗，不停地拉肚子、呕吐，甚至尿血……

那时候，医生手术前都不洗手，没有人知道细菌和病毒的存在，更没有人知道血液里藏着什么秘密。丹尼斯解释不了这其中的原因，为了避免无谓的牺牲，他停止了实验。

直到100多年后，才有科学家进行了人与人之间的输血。一位叫布伦德尔的医生，为了挽救一位产后失血过多的新妈妈，从她丈夫的身体里抽取了大约一可乐瓶的血输给了新妈妈。后来，这位产妇幸运地活了下来。

但是，在布伦德尔实施的 10 例人与人之间的输血中，仅有 4 位活了下来，这位产妇便是其中之一。

无论是将动物血输给人类，还是将一个人的血输给另一个人，总是有几例奇迹般地成功了，但更多的是失败、死亡或不可预知的危险……这究竟是怎么回事呢？这里有什么规律吗？

1900 年，奥地利的著名医学家卡尔·兰德斯坦纳终于接近了真相。他抽取了一些自己的血与几位健康同事的血液分别混合，他发现，原来人的血液有不同的血型。不同血型的人互相输血，接受输血的人血液中的红细胞就会被破坏，红细胞被破坏了，就没办法给身体输送氧气。那些曾经在输血中不幸死亡的人，有相当一部分是因为血型不匹配导致的……

为了表彰卡尔·兰德斯坦纳对人类的杰出贡献，1930 年，诺贝尔奖委员会把当年的诺贝尔生理学或医学奖颁发给了他。

　　读了这个故事，你是不是很好奇自己是什么血型呀？那不妨问问爸爸妈妈吧！

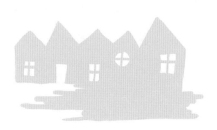

国王的手可以治病吗？

"阿嚏！怎么感觉晕晕乎乎的，不会是发烧了吧？"
生病了就要去看医生，打针吃药是免不了的。可是，希腊神话中就有一位神奇的医生，他的名字叫阿斯克勒庇俄斯，是太阳神阿波罗之子。据说，阿斯克勒庇俄斯只用触摸的方法就能给人治病，甚至可以让死者复生，人们称他为"医神"。他常常手拿一根"蛇杖"，后来，"蛇绕拐杖"的图案就成了很多国家的医学标志。

"摸一摸就能把病给治好"，这真是了不起呀！可能是因为太神奇了，后来，不知怎的，这种技术被国王

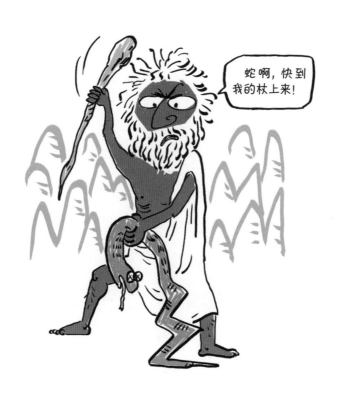

们"学"了去。

有一回,法国国王克洛维的一位宠臣患上了今天被叫作颈淋巴结核的病。得了这种病的人,脖子上会鼓出一个大包,严重的还会流脓。那时候没什么药能够治疗这种病,人们更不知道结核病是由结核杆菌导致的传染病。

克洛维非常担心。有一天,他做了一个梦,梦见一个神秘的人告诉他:"要想治愈你的宠臣,只需要你用你神圣的手触摸一下他的头,然后说一句'本王触摸你,疾病远离你',他就能痊愈。"

克洛维一下子惊醒了,他非常兴奋,于是,命宠臣赶快进宫接受治疗。他一丝不苟地祝祷、斋戒、沐浴……克洛维遵从梦中的指示,朝着宠臣虔诚低下的头,伸出了手，轻轻地摸了一下。

结果，奇迹发生了！

没过多久，宠臣竟然痊愈了！这个消息迅速在法国一传十、十传百。全国上下脖子肿了的病人都希望能够得到国王的治疗。于是，从那时起，国王成了兼职进行"触摸治疗"的大夫。

据说，路易九世的孙子腓力四世一次一口气摸治了1 500多个病人。更不得了的是，路易十六在他加冕的那一天就摸治了2 400多人。可惜，这位国王在法国大革命中被送上了断头台，在他之后，法国再也没人相信国王神奇的手了。

不过，这些都不算什么，大洋彼岸的大不列颠岛，还有更勤劳的国王，堪称"触摸治疗"界的劳模。

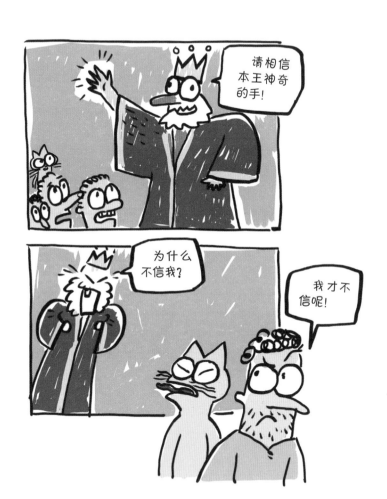

据记载，从 1662 年到 1682 年，查理二世竟然"触摸治疗"了 9 万多人，平均每年"触摸治疗" 4 000 多人，国王一年摸治的人可能比一个医生一辈子治的都多。最有趣的是，1651 年，查理二世率苏格兰军入侵英格兰遭遇惨败。从战场上仓皇而逃的国王落难他乡，不料就在逃命期间，还遇到了许多要求"触摸治疗"的病人。病人把他团团包围，以致有一次，发生了好几个人被拥挤的人群踩踏而死的事件。

可想而知，国王治病的场景有多壮观！可是，国王的手，真的有如此强大的魔力吗？

答案是——当然没有！

原来，有一部分颈淋巴结核病人依靠自身的免疫力能好起来。国王的手只能起到安慰剂的作用，病人出于对国王"神力"的信任和自我暗示,感觉到病情好转了。

　　当然,在我们的日常生活中,也有些病是不需要吃药就可以自愈的。就拿最常见的普通感冒来说吧,无论你吃不吃药,都需要一个星期才能痊愈。

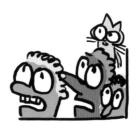

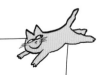

小贴士：

　　真正能有效治愈结核病的药物直到1943年才被发现——那一年，赛尔曼·瓦克斯曼和艾尔伯特·沙茨两位科学家从土壤中发现了灰色链霉菌，它可以分泌能对抗结核杆菌的抗生素。这种后来被称为"链霉素"的药物挽救了无数人的生命。但是，由于结核杆菌会对包括链霉素在内的抗生素产生耐药性，所以直到今天，结核病仍然是一种难治的传染病，靠国王的手摸一摸是不可能被治好的！

你知道做个手术有多疼吗?

《三国演义》里讲了华佗刮骨疗毒的故事,说的是有一回,关羽的胳膊被毒箭射中,神医华佗闻讯前来医治。在看过关公的箭伤之后,华佗说:"将军,您的胳膊若不及时医治,就要废掉了。如果要根治,得用刀刮去骨头上的毒,这个过程极其痛苦,所以,我得把您牢牢捆在柱子上,以防您疼得受不了的时候挣脱。"

关羽听了之后哈哈大笑,说:"您就动手吧,我可不是贪生怕死的人,这点儿疼算得了什么?"说罢,一边命人把烫好的酒端给他,一边伸出胳膊让华佗做手术。

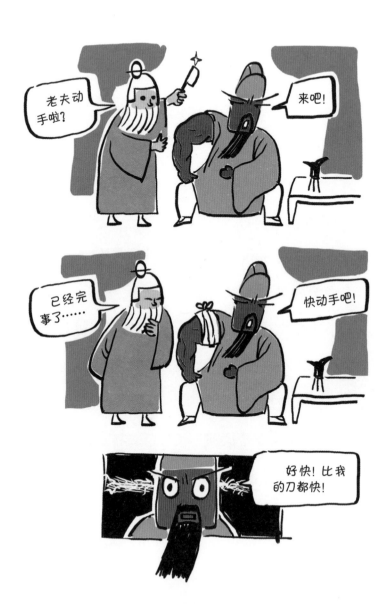

华佗真不愧为神医，用极短的时间就完成了手术。

在没有麻醉药的年代，医生下刀的速度几乎可以决定病人的生死。据说在西方，最好的外科医生只用几十秒就可以完成截肢手术!

这究竟是怎么做到的呢?

那是在100多年前，一个腿部受伤的病人躺在一张充当手术台的桌子上，观看手术的人围坐在高高的台子上，齐刷刷地盯着他。这个病人的腿不小心被马车撞断了，伤口已经溃烂。就在这时，手术室的门开了，三个穿着围裙的男人走了进来，手里握着刀和锯子。

他们靠近手术台，其中两个人上前用力抓住病人的肩膀和胳膊，用绳子把他捆在桌子上，另一个人则拿出一把刀。

然后，主刀人大喊一声："伙伴们，请给我计时！"他先是抓住病人的腿，刀一闪而过，紧接着，就传来了锯子锯骨头的声音。为了腾出双手，主刀的这一位干脆用嘴叼着手术刀。当伤口被缝合，手术结束之后，看台上的观众一下子沸腾了！

整台手术，只用了两分半钟！

这台手术的主刀人就是罗伯特·利斯顿，他是当时伦敦最好的外科医生，被誉为"伦敦西区最快的手术刀"。

在我们今天看来，完成这台手术的不像是医生，倒像是个粗鲁的屠夫！但是，利斯顿生活的年代没有麻醉药，手术的速度对减轻病人的痛苦非常重要。刀速慢的外科医生会让病人痛苦不堪、惊慌失措，甚至从手术台上挣脱下来。

那时候，外科医生不知道为什么感染，在工作时不戴口罩、手套，不换衣服，甚至不洗手，因此感染导致的死亡率很高。不过，就算是这样，手术的速度快，还是能让更多的人活下来。在利斯顿的手术台上，每10个病人中会有1个人死亡。但是，在手术速度慢的医生的手术台上，可能每4个人中就有1个人失去生命。

所以，尽管场面惊悚，病人们还是愿意排队找利斯顿做手术。而利斯顿确实是位好医生，他对穷人乐善好施，对病人温柔体贴，尽自己最大努力医治每个人，尤其是那些其他外科医生不敢接治的病人，这让他在病人中赢得了极高的名望。

1846年，利斯顿接治了一名膝盖受伤的病人。这个病人之前接受的所有治疗都没有效果，现在，唯一的选择就是截肢了。在手术当天，利斯顿走进手术室，这次，他先拿出了一个罐子，里边装的正是神奇的麻醉药——乙醚。

利斯顿对观众说："先生们，我们今天要试试新玩意儿，据说，它能让人不怕疼。"

利斯顿的同事开始实施麻醉，他把一根管子举到病人鼻子旁边，这样病人就能吸入乙醚，并且很快就睡着了，然后利斯顿开始行动。据说，仅用了不到1分钟，截肢手术就完成了。几分钟后，病人醒了，他竟然不知道刚刚发生了什么，躺在手术台上问医生什么时候才能开始手术，全场观众哄堂大笑。

麻醉药减轻了病人的痛苦，也为医生赢得了更多的手术时间。下刀快，从此不再是外科医生必备的技能。

随着医学的进步，如今很多疾病可以借助微创手术进行治疗，只要在肚子上开几个"小洞"，将内窥镜置入患者体内，医生们看着屏幕就能完成手术，这在很大程度上减轻了病人的痛苦。

像历史上众多"技艺精湛"的外科医生一样，备受病人欢迎的"快刀手"利斯顿也被留在了故事里，成了一个传奇人物。

蛀牙蛀牙快走开!

"哎哟! 好疼! "牙疼了好几天, 早晨刷牙的时候, 我终于发现了牙疼的真正原因: 最里边的一颗牙齿上出现了一个黑乎乎的牙洞。不会是又长蛀牙了吧? 难道又要去看牙医吗? 我真的不想见到他!

如果有一个 "可怕的人" 排行榜, 牙医一定能名列前茅, 他手里的钳子、钻头给很多人留下了心理阴影。不过, 换个角度想, 如果世界上没有牙医呢? 你只能强忍着疼痛, 等忍无可忍的时候, 就要去理发店, 在没有麻醉的情况下, 生生把牙给拔了!

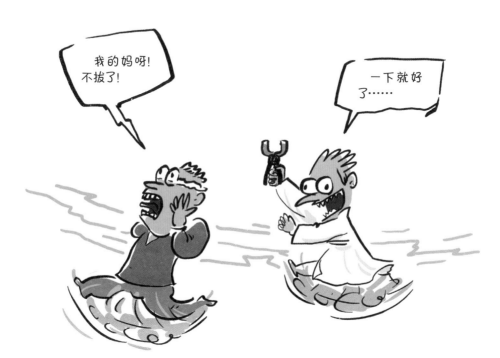

什么? 理发店? 是的, 你千万别觉得奇怪, 在古时候的欧洲, 除了理发师, 马戏演员也提供拔牙服务——

"走过路过不要错过, 都来瞧都来看哪!" 看! 前边有个热闹非凡的集市, 有个人正在大声吆喝, 把附近的人们都吸引到了集市的中央舞台前。

舞台上, 一只猴子吱吱地叫着, 还有一个人在卖力地表演, 惹得观众们哈哈大笑, 真是越来越热闹了。紧接着, 玩杂耍的人退场了, 音乐戛然而止, 一个戴着夸张的帽子、穿着色彩鲜艳的外衣、脖子上挂着一串人牙项链的人, 来到了舞台中央。他一边吹嘘着自己的拔牙技术, 一边把一个牙痛得嗷嗷叫的人引到台前, 让他张开嘴……不一会儿, 患者的牙齿就被拔了下来, 简直太快了! 围观的人若一不小心眨眨眼睛, 就错过了这"神

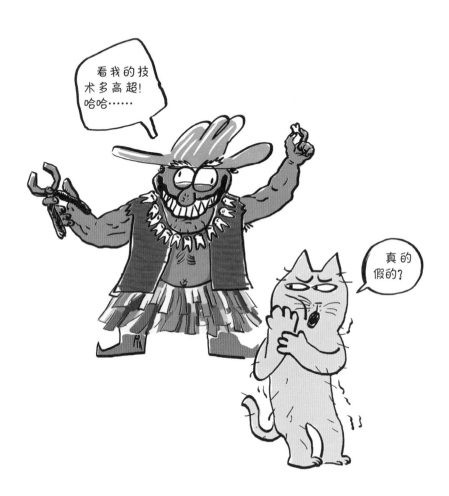

奇"的一幕。拔牙匠神气地高举着那颗牙齿，就像拿着战利品一样，而那位患者也一下子变得神采奕奕。

台下那些忍着牙疼的人一看，都开始心甘情愿地掏钱，排队去拔牙。大家都不知道，这一切只不过是拔牙匠和他的同伙合谋演的一场戏罢了。一旦拔牙匠挣到了钱，就会逃之夭夭。

在中世纪的欧洲，人们如果长了蛀牙，是没有牙医可以帮忙处理的。那时候没有专门的牙科，甚至没有外科，牙疼了就只能忍着，或者去找理发师帮忙，如果运气不好，很可能会因为感染而死去。

那时候的理发师会帮人处理外伤，算是原始外科医生。至于治牙，他们会抓一些蜥蜴、甲虫等，将它们放在铁锅内烧煳烤干，然后研成粉末，用手指蘸上粉末多次涂抹在坏牙上，据说，这样牙齿就可以脱落了……还有些类似的奇怪的办法，比如放一点儿鸟粪在牙洞内、让牙疼的人亲吻一头驴……除了这些偏方，当时公认的治疗方法还包括放血、用水蛭吸血、吃泻药、把大蒜放进耳朵里、用烧红的烙铁烧灼牙齿的神经……

读到这里，小朋友们一定吓坏了，这哪儿是看牙，简直是要命呀！当然了，这些奇奇怪怪的办法其实一点儿疗效也没有。

当时的医疗水平十分有限，没有麻醉药，也没有治疗细菌感染的抗生素，可以说，几乎没有药物可以缓解牙痛或者治好牙病。拔牙手术会造成很多可怕的意外，比如颌骨骨折、牙龈撕裂和大出血。所以，只要牙痛的程度还没有超过拔牙，人们就会一直忍着。

而且，几千年前到一两百年前的这段时间里，很多人年纪轻轻就开始遭受牙痛的折磨了。据说，美国总统华盛顿从 22 岁起就有坏牙了，他几乎每年都要去拔牙，到 40 岁的时候，他的牙齿只剩一颗了，不得不装上假牙来吃东西。

那时候，制作假牙的材料很多，比如牛牙、河马牙等。还有很多假牙是医生从盗墓者那里买来的。华盛顿有一支专门为他医治牙病的医疗队，尽管如此，他还是非常不满意自己满嘴的假牙，因为他必须用嘴唇包住假牙，否则假牙就会掉出来。据说，美元钞票上的华盛顿画像，是画家让华盛顿在嘴里含了很多棉花后画出来的。

就这样，在漫长的岁月里，人们只能忍受着时不时出现的牙疼，直到牙专科诞生、麻醉药被发明、牙膏和牙刷普及，这种状况才得到彻底改善。小朋友们如果想要到七八十岁还能拥有健康的牙齿，吃啥都香的话，就要从小好好保护牙齿！

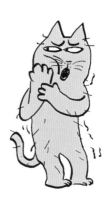

还有这样的妙药?

源于染料的抗菌药

早上一起来，就觉得晕晕乎乎的，头重脚轻，就像是踩在云朵上。大概是发烧了吧！嘿，这下可好了！发烧就不用去上学啦！虽然生病了很难受，心里却还偷偷地乐，小朋友，你是不是也这么想？

相信小朋友们都有过发烧的经历。

如果是普通感冒引起的发烧，我们只要吃点儿退烧药，靠自身的免疫力就能好起来。但是，如果是链球菌或者金黄色葡萄球菌感染导致的发烧，可就没这么简单了，如果不及时治疗，就会发生很危险的事情。

100 多年前，轻微划伤和擦伤导致的细菌感染都有可能要了一个人的命，直到有一个人发明了抗生素，这种情况才被彻底改变。

　　这位名叫多马克的化学家是个德国人。在拜耳公司工作的他，担任细菌学实验室的主任，主要工作是从化学物质中寻找新药。在这些化学物质中有一种叫百浪多息的物质引起了他的关注，它呈现鲜艳的红色，最初是被当作染料来使用的。多马克经过多次实验后发现，这种物质可以治愈小鼠的细菌感染。

　　1932 年的一天晚上，多马克从实验室回到家。没想到一进家门，妻子就告诉他，女儿发烧了。

　　白天，6 岁的女儿不小心被针扎破了手指。

　　多马克觉得不对劲儿，仔细检查后发现：女儿不是普通发烧，很可能是被链球菌感染了。链球菌随着针头进入血液大量繁殖，引起了严重的败血症，女儿生命垂危。妻子请来的医生建议给小女孩的手臂实施截肢手术。可是这怎么行？女儿才6岁呀！而医生却说，即便如此，也不一定能救活她。

多马克没有采纳医生的建议，而是自己给女儿注射了大剂量的百浪多息。结果，和实验室里的小鼠一样，女儿奇迹般地恢复了健康，百浪多息抑制了细菌感染！

读到这里，你一定很好奇，为什么染料能够对抗细菌呢？原来，百浪多息分子由两部分构成，一半是红色的染料，一半是有抗菌功效的磺胺。磺胺和细菌生长繁殖所需要的一种物质"长得"很像，它能够"欺骗"细菌将它当作养料吸收，细菌得不到真正的养分，便不能在

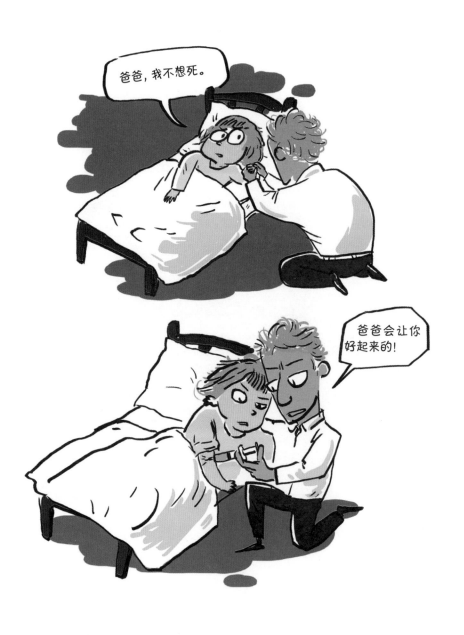

人的身体里继续繁殖。

三年之后，多马克公布了他的研究成果，百浪多息被广泛应用于对抗各种细菌感染。在美国，总统富兰克林·罗斯福的小儿子幸运地成为抗菌药物的第一批受益者之一。

小富兰克林得了咽喉炎，这不是普通的咽喉炎，而是由链球菌引起的。和多马克的小女儿一样，败血症令他的生命危在旦夕。

总统夫妇非常着急，他们日夜照料孩子，但是，情况却越来越糟……

就在这时，总统的耳鼻喉科医生弄到了一种新药。小富兰克林用药之后，病情很快就好转起来。"神药"百浪多息的名字登上了有名的《时代》杂志，几乎在一夜之间家喻户晓。

1939 年，多马克凭借对抗菌药物百浪多息的发现，获得了诺贝尔生理学或医学奖。然而，那时候正值希特勒当政，希特勒为了报复诺贝尔奖委员会把诺贝尔和平奖颁发给了敌对者奥西茨基，禁止所有德国公民接受诺贝尔奖。多马克被迫在拒绝诺贝尔奖的复信上签字。虽然多马克在 1947 年最终获得了本该属于他的奖章，但那时他已得了抑郁症，后半生都没能好转，而且，诺贝尔奖的奖金也早已被重新分配了，他没拿到一分钱。

读完了这个故事，你可以问问爸爸妈妈，他们小时候被细菌感染时会吃什么药？

那时候，大人会给生病的孩子吃一种白色大药片，特别苦，那就是磺胺类的药物。现在，新药的研发速度非常快, 科学家在不断寻找对人体副作用更小的抗菌药物。我们用到磺胺类药物的情况越来越少。

但是, 作为世界上第一种人工合成的抗菌药物, 百浪多息的发现史值得我们永远记住。

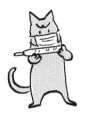

退烧药是从柳树皮里找到的？！

小朋友在发烧的时候，就可以吃甜甜的退烧药了！是不是勉强算作生病的福利呢？

在布洛芬和对乙酰氨基酚被发明之前，人们如果发烧了，可是没有这种福利的，而是会吃一种苦味的退烧药，叫阿司匹林。

这种药虽然不好吃，却是人类历史上一项非常了不起的发现。大概在 4 000 年前，在今天的伊拉克所在位置，两河流域的苏美尔人发现了一个惊人的秘密：有一种树的树皮，吃了它之后，人的疼痛感就消失了。无独有偶，古埃及人、古希腊人、中国人、英国人……都陆陆续续发现了这个秘密。

　　大约在公元前400年，被誉为"现代医学之父"的古希腊医学家希波克拉底提出，喝柳叶泡的茶可以缓解准妈妈在生孩子时候的疼痛。在我们中国，"白柳皮"被用来止痛、治疗风湿等。大概300多年前，一名叫爱德华·斯通的英国牧师尝试在5年的时间内，给50个发烧的病人服用研成粉末状的柳树皮，他发现，柳树皮不仅能止痛，还有着很好的退烧效果。

　　人类使用柳树皮治病已有几千年的历史，却没有人知道，这是因为柳树皮含有一种叫水杨苷的物质。

　　好奇心爆棚的你，有没有尝过柳树的叶子是什么味道？那种非常苦涩的味道就源于水杨苷。后来，有科

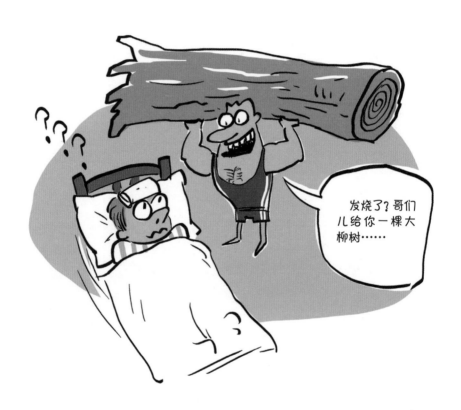

学家把水杨苷的化学结构做了一点点改进，变成了水杨酸，获得了更好的疗效。有趣的是，之前德国化学家从绣线菊中提取出了水杨酸，只不过当时不知道它与水杨苷的关系。

但是，水杨酸也并不完美，它对肠胃的刺激很大，如果长期服用，大多数人的身体都吃不消。

而这一点，恰恰成了另一位年轻化学家研发新药的契机——菲利克斯·霍夫曼曾供职于如今大名鼎鼎的拜耳公司，但在他生活的年代，拜耳仅仅是一家小染料公司。在19世纪80年代后期，染料业开始衰落，拜耳公司转而研究化学制药。

霍夫曼的父亲患有严重的风湿病，长期服用水杨酸使他的胃总是很不舒服。于是，霍夫曼就想找到一种既能治病，又对胃肠道刺激不那么大的药物。在拜耳的实验室里，他给水杨酸加了一个新的"组件"，得到了新药——乙酰水杨酸，它不像水杨酸那样刺激消化系统。

霍夫曼和同事们把新药送给了一些医生朋友，让他们给病人们试用。第一批拿到新药的一名医生说，他的诊所里来了一个被牙疼折磨得死去活来的病人，在服用了一些乙酰水杨酸后，不一会儿，病人就从椅子上一跃而起，大声说："牙不疼了！"

后来，乙酰水杨酸被命名为"阿司匹林"。拜耳公司清楚这种新药的潜力，于是在德国、英国和美国分别申请了专利，而且，这一垄断长达 17 年，拜耳也逐渐发展成了医药领域的跨国大企业。

然而，随着时间的推移，科学家还是发现了阿司匹

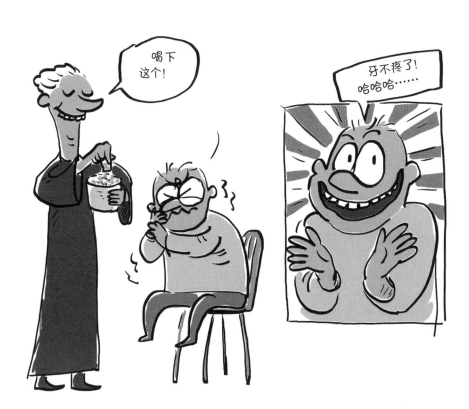

林的副作用。

过度服用阿司匹林会导致胃肠道和脑部出血，还有可能患上瑞氏综合征，这是一种非常罕见却致命性极强的疾病。所以，现在两岁以下的小朋友是被禁止服用阿司匹林的。由于这些发现，大概在十几年前，阿司匹林被一些新的、副作用更小的止痛退烧药代替，比如对乙酰氨基酚和布洛芬。

对乙酰氨基酚是泰诺林的主要成分，而布洛芬则是美林的主要成分。这两种药是现在的孩子在发烧时最常吃的药了，小朋友们一定不陌生。

但是，阿司匹林作为一种神奇的存在，并没有被遗忘，科学家的新发现把它推到了更加重要的位置上。研究发现，阿司匹林可以帮助心脏病人，把心脏病发作风险降低近一半，而且，越来越多的研究表明，阿司匹林可以减少患癌症的概率。

这些发现改变了阿司匹林，让它从一种简单的止痛药变成了一种可以挽救生命的药物。而这一切，都源于一片小小的柳树皮。

青霉素：烂橘子的启示

橘子放在冰箱里时间长了，就会长出绿色的真菌，也就是我们俗称的霉菌。

这时候，大人们会说："呀，发霉了！"

发霉的食物是不能吃的。这是因为霉菌在繁殖过程中会产生有毒物质抑制其周围细菌的生长。这些毒素吃到身体里，可能会造成致命的伤害。

在100多年前的东部西伯利亚地区，不少当地居民因患一种叫"食物中毒性白细胞缺乏症"的疾病而去世，起因就是食用了被镰刀菌感染的谷物。

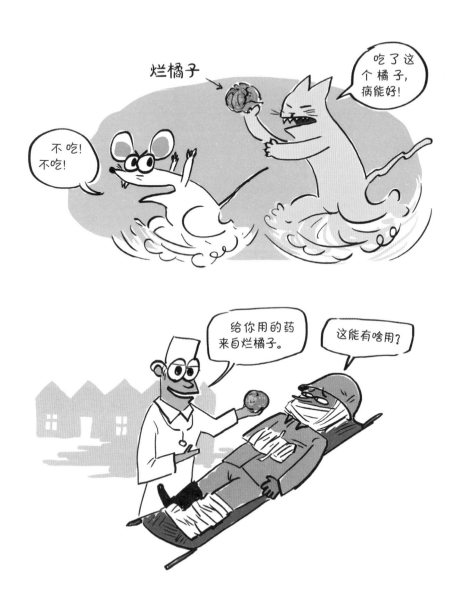

不过，如果利用好了，真菌产生的毒素也能挽救人的生命。青霉素，就是从发霉橘子上的青霉菌里提取出来的。

这究竟是怎么回事呢？

1928 年，在伦敦的圣玛丽医院里，细菌学家亚历山大·弗莱明博士刚度假回来，一进实验室，他一下子就高兴不起来了。光顾着玩了，走之前连实验室也没整理，到处乱糟糟的，实验台上摆放着好多东西。

弗莱明检查了一些金黄色葡萄球菌的菌落后发现，一种名为青霉的霉菌污染了他的培养皿。他把培养皿放在显微镜下观察，赫然发现，青霉菌附近的金黄色葡萄球菌都没法儿正常生长了。

这可真是太令人意外了！弗莱明又花了几个星期的

时间培养青霉菌。如果青霉菌中真的有什么物质可以让其他的细菌活不下去，那么，把它制成药物，不就能用来治疗细菌感染了吗？

事实上，1928 年发现青霉菌抗菌作用的弗莱明博士是一名细菌学家，他并不懂化学，因此没法儿弄清楚如何稳定地获取青霉素，如何提高产量，所以说，他无法迈出研究的下一步。

于是，这项任务落到了病理学教授弗洛里博士的肩上，他是牛津大学病理学学院的院长，是个学术天才。

1938 年，弗洛里和他的同事钱恩决定把青霉菌好好研究一下。

他们研究了两年，终于从青霉菌中提纯到一些青霉素。

之后，他们做了一个实验：把 50 只感染了链球菌的小鼠分成两组，给其中一组小鼠注射青霉素，另一组小鼠只做普通治疗。结果，那些被注射青霉素的小鼠都存活了下来，而其他小鼠则死于严重的败血症。

小鼠实验的成功让弗洛里觉得，可以在人身上测试这种药物了。但是，摆在面前的另一个难题是：当时科学家用的青霉菌菌株能生产的青霉素实在是太少了。

1940 年 9 月，48 岁的牛津警察亚历山大在自家的玫瑰园工作时划伤了脸，引起链球菌和葡萄球菌混合感染。医生从弗洛里的实验室里获得了一些青霉素，注射给了亚历山大。经过 5 天的注射后，他的病情开始好转。但是，因为没有足够的青霉素来根除感染，亚历山大最终还是死了。

用什么样的办法才能生产足够多的青霉素来治疗人类的疾病呢？弗洛里和他的同事开始寻找能够生产更多青霉素的真菌。

说来也巧，在一个炎热的夏日，实验室助理玛丽·亨特带着一个她从市场上买的哈密瓜回来了，哈密瓜上覆盖着一层"漂亮"的金色霉菌。令人意外的是，这种菌株竟然也能产生青霉素！而且，它的青霉素产量是弗莱明记录的菌株的几百倍。

这样，青霉素产量的问题也解决了。在第二次世界大战中，青霉素大显身手，挽救了无数人的生命。

在第一次世界大战中，每100个细菌性肺炎患者中会有18个人死去；但是，到了第二次世界大战时，细菌性肺炎患者死亡的比例降低至100个人中有1个。

青霉素成了"明星"，新闻记者开始广泛报道青霉素的故事，弗莱明的传奇经历和偶然发现，被写成了家喻户晓的故事。但事实上，1928 年弗莱明首次发现青霉素后，就没有对其做过深入研究，而牛津大学弗洛里研究小组的贡献几乎被忽视了。

　　好在，这个问题在 1945 年得到了部分纠正，弗莱明、弗洛里和钱恩共同获得了当年的诺贝尔生理学或医学奖。时至今日，青霉素依然是一种重要的抗感染药物。

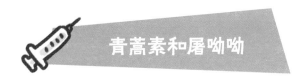

青蒿素和屠呦呦

"嗡嗡嗡……"

一只按蚊飞过来，趴在你的胳膊上贪婪地吸着血，不一会儿，你可能会感觉到伤口很痒，大多数情况下，用不了几天，这个烦恼就烟消云散了。

但是，如果这只蚊子曾叮咬过一位疟疾患者，它就会感染疟原虫，当它叮咬第二个人后，这个人就会得上疟疾。

疟疾，是一种非常古老的疾病，要弄清它的起源，得追溯到很久以前。迄今最确凿的证据，是从 3 000

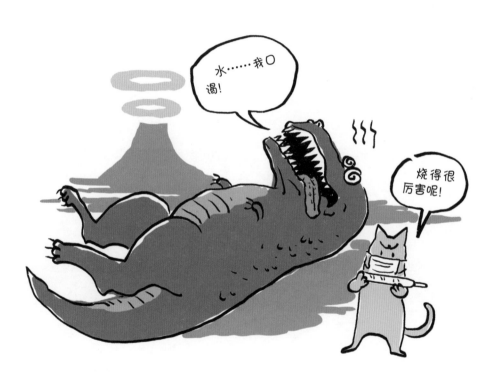

多万年前的琥珀里的蚊子身上分离出来的疟原虫DNA，也就是说，霸王龙可能也曾是疟疾患者。

世界上没有任何一种疾病像疟疾一样有如此长久的杀伤力：从人类祖先生活的两三百万年前到医学水平如此发达的今天，疟疾可能是导致地球上大约一半人口死亡的罪魁祸首。据说，历史上很多了不起的人物都死于疟疾，比如古马其顿的亚历山大大帝、意大利的诗人但丁、我国元朝的开国皇帝成吉思汗……

几千年以来，人类对疟疾束手无策。欧洲人发明了千奇百怪的预防和治疗方法，比如在身上涂满大蒜、把蜘蛛蘸上黄油后整只吞下……当然，都起不到什么作用。

历史上第一种真正抗疟疾的药物是奎宁。相传，一个高烧不退的南美洲印第安人，在极度口渴的时候发现

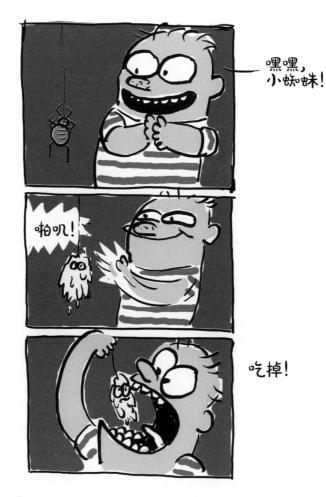

嘿嘿，小蜘蛛！

啪叽！

吃掉！

警告：蜘蛛不可食用，请勿模仿。

了一潭死水，于是，他俯下身喝了几口。水很苦，可能是水坑旁的金鸡纳树的汁液渗入了水中，他以为自己要被毒死了，没想到竟然退烧了。我们暂且不管这个故事是不是真的，金鸡纳树的树皮的确是南美的秘鲁人用来治疗发烧的传统药物，奎宁也是由法国化学家在金鸡纳树中提取的。

由于金鸡纳树仅在热带地区生长，所以供应有限。科学家一直试图寻找替代品，直到近现代化学研究有了明显进步之后，才发现了有效的替代品。

第一次世界大战中，德国科学家保罗·埃利希发现用亚甲基蓝合成的药物可以抗疟，便开始在前线广泛使用。亚甲基蓝是一种染料，它可以把疟原虫染成蓝色并杀死它。但是，这种药物并不是很受待见，因为它会把人的虹膜和尿液染成蓝色，而且不如奎宁有效。第二次世界大战中，科学家开发了数百种奎宁衍生物，一种叫"氯喹"的药物脱颖而出，它几乎没有副作用。但不幸的是，使用几年后，疟原虫产生了抗药性，这使得曾经的特效药在许多疟疾流行地区毫无用处。

越南战争期间，美、越两军苦战于亚洲热带雨林，饱受疟疾之苦——死于疟疾的士兵人数甚至高过直接死于战斗的人数。美国政府投入巨资研制抗疟新药，但并无结果；越南则开始求助于中国。

1969 年，屠呦呦所在的中国中医研究院（现中国中医科学院）参与到"中草药抗疟"的研发任务中。她和研究小组的同事筛选了 2 000 多个中草药药方，发现叫青蒿、黄花蒿的草药出现的频率很高，同时，对小鼠的实验也证实，青蒿提取物对鼠疟原虫的抑制率比较高，但麻烦的是，重复实验的结果不稳定。屠呦呦在东晋葛洪写的《肘后备急方》一书中看到，"青蒿治疟疾"方剂中没有"加热"这个环节。她认为问题可能就出在这儿——高温提取破坏了青蒿中的有效成分，于是改用乙醚低温提取。结果，这样一个小小的改变带来了奇效！低温提取的青蒿抗疟有效成分，也就是青蒿素，对小鼠身上的疟原虫有 100% 的抑制率。

青蒿素杀灭疟原虫的原理和奎宁完全不同，疟原虫对此没有抗药性，于是青蒿素代替"氯喹"成为治疗疟疾的特效药。2015 年，凭借"有关疟疾新疗法的发现"，屠呦呦获得了诺贝尔生理学或医学奖。这也是诺贝尔奖第五次授予与疟疾相关的研究。

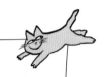

小贴士：

　　现在,世界上最佳的疟疾疗法,就是以青蒿素为基础的联合疗法。我们国家在解放初期有3 000万左右的疟疾患者,到现在已经实现了本土0病例。不过,时至今日,世界上仍有将近一半人口面临感染疟疾的风险,截至2018年,全球估计有2.28亿疟疾病例,当年疟疾相关死亡人数估计为40.5万人。大多数疟疾患者和死亡病例发生在非洲撒哈拉以南的地区。

交给科学家吧!

为什么不生病也要打针？

"啊，好疼！呜呜……"

在社区医院，总能听到小朋友打预防针时的哭声。

为什么没有生病也要打针呢？相信这一定是困扰小朋友的难题之首。

这还得从一种古老的疾病说起。很久很久以前，遥远的非洲出现了一种可怕的病毒，这种病毒可以通过空气传播，不幸感染的人就会发烧、呕吐，还会浑身长满痘疮。在 10 个得了这种病的人之中，至少会有 3 个人不幸死去。幸存的人，身体上也会留有很多难看的疤痕，这就是由天花病毒引起的传染病——天花。在几千年的时间里，它夺去了无数人的生命。

为了预防天花，我们的祖先发明了一种很聪明的办法：用轻症天花患者身上的痘浆、痘痂或是天花病人穿过的沾有天花痘浆的衣服，去感染未患过天花的人，让他们通过轻微感染的方式来获得免疫。

后来，这种方法传入了与我国相邻的一些国家，继而又传入了亚洲中部和西部。有位英国贵族将这种方法引入欧洲，她就是蒙塔古夫人。1715 年，她得了严重的天花，痊愈后，漂亮的脸蛋儿上留下了不少坑疤。两年后，她随丈夫出使奥斯曼帝国，在那里发现了一种从中国传入的"人痘接种术"，于是，便先后命人给她的两个孩子接种。在这之后，她成了人痘接种术的"传播大

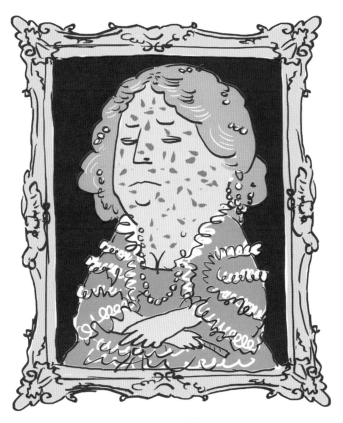

因患过天花，
蒙塔古夫人
脸上留下了坑疤。

使"，人痘接种术在欧洲获得了普遍认可。

　　1796 年，一个 8 岁的男孩在英格兰的格洛斯特接种了天花疫苗，为他接种的医生叫爱德华·詹纳。詹纳医生对人痘天花疫苗进行了改良，将接种的死亡率降到了一百万分之一。他听说得过牛天花（牛痘）的挤奶女工就永远不会再得天花，比起人天花，牛痘要温和很多，一般不会致死。他尝试从挤奶女工手臂上的牛痘脓包中取出痘浆，接种给了这个 8 岁的男孩。两个月之后，又给这个男孩接种天花，这次他用的是刚从天花患者身上取出的新鲜痘浆。结果，男孩没有染病，牛痘是有效的！这就是天花疫苗诞生的故事。

　　但是，疫苗是怎么工作的呢？我们都知道，吃饭前要洗手，是因为手上有很多微生物。它们中的大多数并不

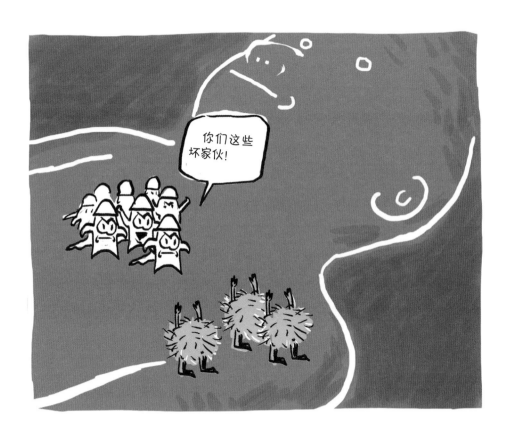

可怕，但是，有的却非常"凶猛"，它们会让你得很重的病。疫苗，实际上是给我们的身体注射一点儿死掉的或者是很虚弱的病原体。

如果活的病原体侵入你的身体，你就会感染这种疾病。但是，虚弱的或者死亡的病原体是不会让你生病的。相反，我们的身体能认出这些坏家伙，和它们"作斗争"，并且能轻而易举地打败它们。

在打败这些虚弱的病原体后，身体会记住病原体的"长相"并产生抗体。这些抗体会成为免疫系统的一部分，当你再接触到这些病原体的时候，抗体就会认出病原体并做记号，免疫系统的其他成员根据记号消灭病原体。这个过程就是免疫。

不过，疫苗虽然能保护你，但是有时候，接种疫苗后仍然会使身体有一些轻微的不舒服，比如发烧，而且，除了脊髓灰质炎疫苗需要口服之外，大多数的疫苗都通过打针接种，针头上有一个小孔，疫苗液体可以通过这个孔注射进你的身体。

一想到打针就害怕的小朋友，也不用太担心。因为，在你2岁之前就已经接种了大部分疫苗。所以，当你读到这个故事的时候，你可能已经是个打了很多针的小勇士了。

打疫苗不仅能保护自己，还能保护别人：如果所有的孩子都接种了疫苗，相应的病原体就没机会让任何一个人生病了。小朋友们可以观察一下爷爷、奶奶或者姥姥、姥爷的胳膊，看看他们的胳膊上有没有一个圆形的疤。

那就是接种天花疫苗留下的疤痕，在爷爷、奶奶小的时候，我们国家还有好多天花病人，经过几十年全民接种，现在已经没有人再得天花了，也就没有人需要再接种天花疫苗了。

可是，我们自己胳膊上的疤痕是怎么来的呢? 小朋友们胳膊上的疤痕来自卡介苗(少数人接种卡介苗后不会留下疤痕)，在我们刚出生时就会接种，这是一种预防结核病的疫苗。

不打疫苗会发生什么?

小朋友,你如果看过《查理与巧克力工厂》,那一定会知道罗尔德·达尔。他是世界著名的儿童文学作家,他笔下的故事幽默、有趣,深受大家的喜爱,给读者带来了很多快乐。

但是,现实生活中的达尔,却经历过常人难以承受的痛苦。

1962 年,罗尔德·达尔年仅 7 岁的女儿奥利维亚得了麻疹,就在快要痊愈的时候,病情却急转直下,发展成了严重的麻疹脑炎,永远地离开了这个世界。

麻疹是一种非常古老的疾病，由麻疹病毒引起。它可以通过空气传播，是传染性极强的疾病。在麻疹疫苗被研发出来之前，几乎每个人都会感染麻疹。欧洲人在殖民新大陆的过程中，也把麻疹带到了美洲，因为美洲的土著人没有和麻疹长期"斗争"的经验，体内没有麻疹抗体，于是大量地死亡。

得了麻疹的人有发烧、咳嗽、流鼻涕等症状。通常情况下，患者两周之后就能痊愈。但是，坏事情也常会发生。每4~5个麻疹患者之中，就有1个可能需要住院治疗，每1 000个患者之中，就有1个可能会死亡，在医疗水平落后的国家，这个比例更高。而且，据研究发现，麻疹病毒可能对免疫系统有两年的抑制作用——所谓"麻疹的影子"。少数情况下，患者可能会丧失听力，极少数情况下，在5~10年后，可能患上致命的脑炎。

20世纪60年代，被称为"现代疫苗之父"的约翰·富兰克林·恩德斯博士发明了麻疹疫苗，改变了这一切。

恩德斯是一位很特别的科学家，他有着非常传奇的人生经历。按照今天的说法，他是标准的"富二代"和"超级学霸"。恩德斯的父亲是当时美国一家银行的首席执行官，在去世后留下了1 900万美元的巨额遗产。家庭经济上的自由，让恩德斯可以自由地选择自己喜欢做的事。

1915年，恩德斯考入耶鲁大学，成为一名大学生。因为战争的关系，大二那年，他暂别耶鲁大学加入美国海军预备役，在第一次世界大战时成了一名海军飞行员。三年后，恩德斯回到耶鲁大学完成他的本科学业，并在毕业后做起了房地产生意。不过这份工作他干得并不开心，便决定改行去教文学。于是，他又考入哈佛大学开始攻读英国文学方向的研究生，并于1922年获得英国文学硕士学位。在攻读文学博士的过程中，他的职业方向又出现了另一次戏剧性的转折：30岁的恩德斯认识了微生物学家津瑟教授，津瑟教授同时还是一个才情横溢的诗人。在津瑟的影响下，恩德斯决定攻读细菌学和免疫学博士学位，并在三年后获得了博士学位。之后，他便一直从事病毒方面的科学研究工作。

在哈佛，他和小伙伴们尝试着用细胞培养的方法繁殖病毒，这样一来，想要研究病毒的科学家就不用非得在活的动物身上培养病毒了，病毒研究因此变得人性化且容易了很多。正是用这种方法，恩德斯的团队成功培育了脊髓灰质炎病毒，并因此获得了1954年的诺贝尔生理学或医学奖。不过他没有继续研制脊髓灰质炎疫苗，而是将研究重点转到了麻疹疫苗的研制。

由于人类是麻疹病毒的唯一自然宿主，恩德斯推断，这种病毒可以通过适应其他物种而减弱毒性。于是，他和同事用了三年时间进行了24次人体肾组织培养、28次人体羊膜细胞培养、6次受精卵培养、13次鸡胚细胞培养，改良了毒株，注射给猴子没有引起发烧、病毒血症或皮疹，而且猴子产生了强烈的抗体反应。凭此毒株研制的疫苗上市后几年内，美国每年的麻疹病例从几百万个下降到几千个。后来，默克公司又将麻疹疫苗、腮腺炎疫苗和风疹疫苗制成"麻腮风三联疫苗"（MMR）。几乎每个人都会感染麻疹的时代终于结束了。

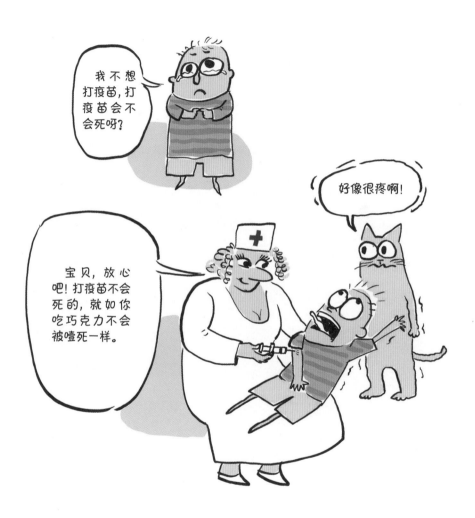

你还记得我们一开始提到的罗尔德·达尔吗?

痛失女儿的罗尔德·达尔曾在 20 世纪末给全世界的父母写过一封信。在信中,他提起了自己痛失女儿的经历,并鼓励年轻的父母给孩子接种麻疹疫苗,不要让悲剧再次发生。他说:"打麻疹疫苗产生严重副作用的概率比吃巧克力被噎死的概率还低。"你再去打疫苗的时候,不妨想想这个故事,可能就不那么害怕了!

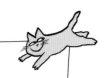

小贴士：

　　1998年，著名的医学杂志《柳叶刀》刊登了一篇论文，称麻腮风三联疫苗和自闭症之间可能存在联系。这篇论文后来被指伪造数据，存在欺诈。为了拆穿这个骗局，科学家和有良知的记者用了十几年的时间做了大量调查。很多家庭出于对疫苗的恐慌，拒绝给孩子接种麻疹疫苗，结果导致麻疹在欧美一些发达国家卷土重来。2018年，美国报告的病例数量创下近25年来的最高纪录，而英国、捷克、希腊和阿尔巴尼亚也不再是"消除麻疹"的国家。

揪出黄热病的"幕后黑手"

"哎呀……好痒呀！"

实在忍不住了，脚趾上被蚊子叮了个大包，真是挠也痒，不挠也痒，好难受呀！为什么一到夏天，蚊子就会出来吸血呢？

炎热的夏季是蚊子繁殖的旺季，它们先是在水坑里产卵，孵化出幼虫孑孓，再变成蛹，最后蜕变成成虫。你可千万别以为它们只在污水中产卵，只要是小水坑，哪怕是花瓶、水桶里的一点儿积水，蚊子也不会放过。

通常情况下，被蚊子叮咬的时候是没有什么感觉的，人们要到痒得受不了的时候，才知道被蚊子叮了。真正让"蚊子包"发痒的是蚊子的唾液，蚊子靠口器来吸血，必须先用唾液稀释血液，才方便把血液吸食到体内。其实，只有雌蚊才会叮人，因为它们需要吸食血液给下一代提供充足的蛋白质，而雄蚊只以植物汁液为食。不同的蚊子喜欢不同动物的血液，有些蚊子喜欢叮咬鸟类，还有一些蚊子喜欢叮咬牛、马和人。

　　你如果认为蚊子只是在我们的皮肤上叮一个包，吸一点儿血的话，那就大错特错了。一旦它们吸食患病的人或动物的血液，体内就会携带病原体，当它们再叮咬其他人，就会将疾病从一个人的身上传播到另一个人身上。疟疾、黄热病、丝虫病、登革热……都是通过蚊子

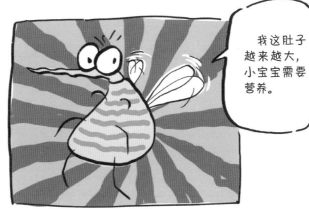

我这肚子越来越大，小宝宝需要营养。

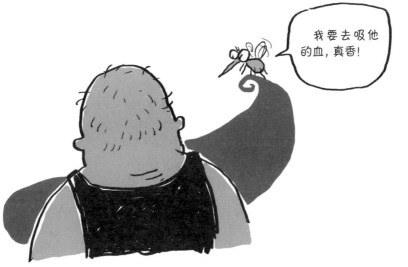

我要去吸他的血，真香！

的叮咬传播的。不过，想要把这个"幕后黑手"揪出来可不容易，就拿黄热病来说吧，很多科学家用了很多年的时间，做了很多试验，才发现蚊子是罪魁祸首，在研究的过程中，甚至还有人付出了生命的代价。

黄热病是由黄热病毒引起的急性传染病，病名中的"热"指的是发热，"黄"指的是黄疸。得了这种病的人，主要症状是发热、头痛、黄疸、肌肉疼痛、恶心……他们中的一小部分人会发展成重症，这之中近一半患者会在 7～10 天内死亡。

小朋友可能要问了，黄热病是什么时候出现的呢？对于这个问题，至今没有确切的答案。

科学家认为，它已经困扰人类至少 3 000 年了。黄热病毒很可能起源于非洲，一开始，它在埃及伊蚊和猴子之间来回传播,而且可能已经感染人了。只不过,那时候的人们散居在村落里,黄热病不会引起大规模的传播。慢慢地,携带病毒的蚊子适应了乡村生活,然后适应了城市生活,随着奴隶贸易,搭乘远洋航船前往新大陆的港口城市。

17世纪末,美国的费城、纽约、波士顿等城市都暴发了黄热病疫情。不过,那时候的医生们并没有怀疑黄热病与蚊子有关,而是认为黄热病是通过人与人之间的接触传播的。因为这种误解,很多控制疫情的努力都白费了。直到1881年,古巴的内科医生卡洛斯·芬莱第一次提出"蚊子传播黄热病"的观点。他观察到携带黄热病毒的蚊子叮咬了一名试验对象,随后这个人感染了黄热病。然而,当时的科学界普遍不相信芬莱的观点。

到 19 世纪末，美西战争期间的古巴战场，约有 1 000 名士兵在战斗中死亡，但是有 5 000 多名士兵死于疾病，其中大多数死于黄热病。

美国军方迅速成立了"黄热病委员会"，主要任务是研究黄热病的起因和传播途径。1900 年，委员会的负责人沃尔特·里德少校在古巴开展了一系列试验，他寻找了一批志愿者，把他们分为 4 组安排在不同房间。第一个房间被打扫一新，而且有严密的防蚊措施；第二个房间也很干净，但是被放入了一些叮咬过黄热病患者的蚊子；第三个房间的床上、被子上有黄热病患者的呕吐物，但是采取了严密的防蚊措施；第四个房间，志愿者穿上了黄热病患者的睡衣，依然采取了严密的防蚊措施。

结果，只有第二个房间的志愿者患上了黄热病，参与试验的杰西·拉吉尔医生甚至为此付出了生命的代价。这个在今天看来很不人道的试验证明了芬莱博士的猜测。"黄热病委员会"在古巴启动了一场前所未有的灭蚊行动，改善卫生条件，喷洒杀虫剂，抽干蚊子幼虫子赖以生存的水塘，黄热病病例的数量急剧下降。通过查找传染源、切断传播途径等措施，黄热病被成功遏制住了。

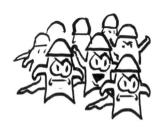

交给科学家吧！

"捕捉"1918 年大流感病毒

你听过哪些可怕的传染病?

艾滋病、天花……

你有没有想过, 如果给这些疾病的幕后元凶排排名次, 究竟是哪种病毒最可怕呢?

在艾滋病病毒被发现后的几十年里, 全球有 3 600 多万艾滋病感染者。

天花在灭绝之前一共杀死过约 3 亿人。

不过, 从致死率的角度来看, 这些病毒都比不上狂犬病病毒, 它几乎可以杀死 100% 的宿主。可是一旦把宿主杀死，病毒自己也无法继续传播。据世界卫生组织报告，全球每年有数万人死于狂犬病，少于流感致死人数。

最可怕的病毒，往往传染率高，死亡率也高。

就像1918年全球流行的流感病毒，它的传播速度与致死速度的超强叠加，几乎可以用"绝无仅有"来形容。那时流传着各种可怕的传闻：有的人早上出门时感觉还很好，但是走着走着却倒在了路上；有四个女人晚上一起打桥牌，到第二天早上，其中三个人已经死了。

在靠近北极的阿拉斯加，有一个几乎与世隔绝的海边小村庄——布雷维克，在流感到来的5天内，80个村民中有72人死亡。布雷维克非常寒冷，土地终年冻结，当地政府雇用矿工用蒸汽解冻土地，挖了一个大坑，为这 72 人建造了集体墓地。

　　作为历史上最大规模的流感疫情，1918 年大流感在三年的时间内致使约 5 000 万人死亡，让当时世界上的人口减少了 3%。它来无影去无踪，没人知道它是由什么引起的，属于哪一亚型，基因序列是什么。几十年来，许多科学家想解开这些谜题，但一直摸不着头绪。想要揭开这个秘密，可不是件简单的事，因为，疫情盛行的时候，人们还没有能力给病毒"留底儿"。

　　想要用今天的技术手段"捕捉"1918 年大流感病毒，必须要有当年留存下来的患者"样本"。美国有一名叫陶本伯格的科学家找到了一个死于 1918 年大流感的士兵的肺部样本，分离出一部分基因，并于 1997 年在《科学》杂志上发表了一篇文章。

退休病理学家约翰·胡尔丁看到了这篇文章，想起了46年前的一段往事。1951年，正在读研究生的胡尔丁无意中听到一位病毒学家说，靠近北极的永久冻土里埋藏的尸体可能会是了解1918年大流感的线索。于是，他前往布雷维克，在得到许可后，开掘墓地并取得了死者肺部组织样品，遗憾的是，他带回实验室的肺组织中的病毒没能被成功复制。

　　读了陶本伯格的文章之后，已经72岁的胡尔丁备受鼓舞，再次前往布雷维克。据说，这一次，他带的工具是妻子收拾花园时所用的一把园丁剪，这次挖掘花了大约5天时间，他挖到了一具女性遗体。她死于1918年大流感的并发症，死的时候才20多岁。胡尔丁给她起名叫露西，和"人类的祖母"同一个名字。他用园丁剪

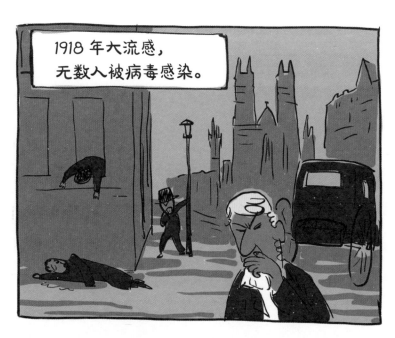

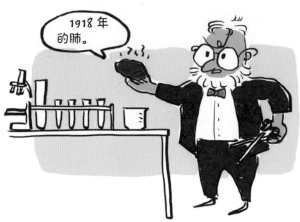

剪开了露西的胸腔，发现了两个冰冻的肺，露西的肺被脂肪包裹着，在阿拉斯加永久冻土层中被完好地保存了下来。

胡尔丁将露西的肺切片保存好，寄给了陶本伯格，为了确保对方能收到，胡尔丁将它们分成了 4 份分别寄出。10 天后，陶本伯格从露西的肺部获得了 1918 年大流感病毒的 RNA（核糖核酸），这些珍贵的样本支持他完成了流感病毒的 RNA 测序。他告诉大家，1918 年大流感病毒与禽流感病毒很像，很可能是从鸟类传到人身上的。

后来，根据病毒的完整序列信息，有科学家谨慎地"复活"了 1918 年大流感病毒，并感染了猕猴，结果令人震惊！在感染病毒 24 小时内，猕猴就出现了症状，随后,其肺部组织遭到了非常严重的破坏,没几天就死了。

　　通过研究,科学家弄清了当年流感致死率高的原因,即病毒通过触发免疫系统的过激反应导致致命的肺部组织损伤。实际上,死于1918年大流感的人们是因为肺浸泡在免疫反应生产的体液中,导致不能呼吸而死的。

告别糖丸，但请记住它的故事！

读这篇文章之前，你可以先问爸爸妈妈小时候有没有吃过"糖丸"。

那是一种很"美味"的疫苗，在我们国家使用了几十年，它的背后有着一段令人难忘的故事。20世纪上半叶，夏天对孩子们来说是可怕的，因为脊髓灰质炎（也称为"小儿麻痹症"）的发病率在夏季激增，因此夏季被称为"小儿麻痹症的季节"。儿童是最容易患脊髓灰质炎的人群。这种疾病会影响中枢神经系统并导致瘫痪，此外，还可能留下呼吸困难后遗症。

研制脊髓灰质炎疫苗成了一场竞争。

那时候，美国有两位科学家先后发明了两种不同的疫苗：乔纳斯·索尔克是第一个研制出脊髓灰质炎疫苗的人，他使用的是一种毒性特别强的病毒毒株的死病毒；另一位叫阿尔伯特·萨宾的科学家使用的是一种不会导致瘫痪的弱化病毒毒株，研制出了便宜而且可以口服的疫苗。

那么，灭活（死病毒）和减毒（弱化病毒）这两种疫苗，究竟有什么不同呢？

按照传统的研究方法，疫苗要刺激身体免疫系统产生抗体，从而让人体对某种特定疾病产生强大而持续的免疫力。刺激人体产生免疫力的最好的办法就是使用内含精心削弱的活病毒的疫苗。如果经过了恰当的

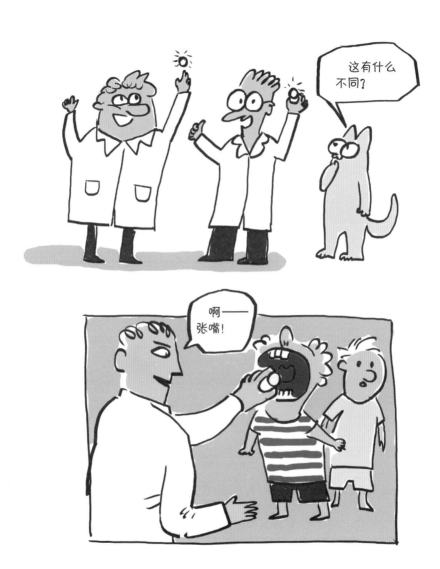

制备，灭活病毒疫苗也能够骗过免疫系统，让它相信身体正在遭受"敌人"的侵袭。从理论上讲，灭活的疫苗对个体更安全，其制备的关键在于，病毒彻底"被杀死"的同时不破坏它刺激身体产生保护性抗体的能力。

两种脊髓灰质炎疫苗相比，索尔克研制的灭活疫苗只能保证注射疫苗者不得病，但是对切断传播途径没有帮助；而萨宾研制的减毒活疫苗除了能保护服用疫苗的人之外，还能间接保护他身边的人。因为，脊髓灰质炎病毒主要在人的肠道繁殖，且通过大便传播。萨宾研制的疫苗吃下去之后，可以经由粪便排出，这样，弱化的病毒就传播到了外界，扩大了免疫范围。在没有大规模接种的时候，这是萨宾研制的疫苗的一个相对优势。不过，接种减毒活疫苗存在一定的风险，几百万个案例中，可能会存在个别孩子因接种而感染的案例。

回到开头的那个问题，爸爸妈妈们小时候吃的"糖丸"，就是用萨宾使用的毒株研制的。1959年，我们国家派出顾方舟等四名科学家到苏联学习脊髓灰质炎疫苗的制备技术。他们考察了两种疫苗的优劣，结合当时的国情，决定学习减毒活疫苗的制备技术。

第二年的3月，首批国产脊髓灰质炎减毒活疫苗制成，疫苗的临床试验首先在研究团队的科学家们中间进行，顾方舟自己试服，又给自己不满一岁的儿子试服。实际上，不只顾方舟，整个试制小组都给自己的孩子服用了疫苗。第一批服用儿童无明显临床反应，证明疫苗安全可靠。

虽然脊髓灰质炎疫苗的制备技术是引进的，但是，制备过程中也有不少创新。萨宾研制出的疫苗其实是两滴糖浆，需要低温冷藏，存储期短，运输不方便。当时，我国的大多数乡镇都不具备运输和存储条件，因此，顾方舟提出改进液体疫苗试剂，与团队一起成功研制出了"糖丸"活疫苗。

从 2016 年 5 月 1 日开始，我国所有儿童在出生两个月后接种一剂脊髓灰质炎灭活疫苗，在三四月龄和四岁时口服脊髓灰质炎减毒活疫苗，但变成了滴丸，不再是白色的固体"糖丸"。

"糖丸"在服务了中国孩子几十年后退出了历史舞台，但是，它的故事值得我们永远铭记。

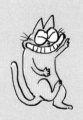